QUICK REFERENCE

速记

COMMON TERMS

in

CARDIAC SURGERY

心外科常用词

(ENGLISH-CHINESE-PINYIN)

（英 汉 拼音）

MERVEESH. L. AUCHOYBUR

Author 著

This page was intentionally left blank

To Prof. Chen Xin, Prof. Huang Fuhua and Dr. Su Cunhua who made this work possible.

To all the aspiring young cardiac surgeons: language is not a barrier to excellence.

To my family and friends, for their unwavering support.

And still they gazed, and still the wonder grew, that one small head could carry all he knew.

– Oliver Goldsmith

Foreword

This book fills an obvious gap in medical training for students in China. Too often, medical terms and other short phrases get lost in the welter of the context. One unique feature, is an alphabetical listing of commonly used English terms in cardiac surgery and the equivalent Chinese translation and pinyin which makes it a must-to-go book for both reference and memory. Although primarily written for specialists working in the cardiac surgery department, this book provides excellent carry over interdisciplinary terms. With this in one pocket, doctors, surgeons, and students can greatly enrich their bilingual vocabulary.

Merveesh. L. Auchoybur

Acknowledgements

Even books such as this one rely on the input of many people. I am indebted to many of my colleagues for providing the material and helpful suggestions which made this book possible.

Dr. Giriraj Raderam, Wang Liying(王莉颖), Dr. Janecy Veerasamy, Dr. Talari Maruthiprasad, Dr. Sheekha P Auchoybur, Dr. Shikhar KC, Dr. Janardon Gogoi.

Table of Contents

Chapter 1: Physiology   10

Chapter 2: Commonly used drugs   28

Chapter 3: Clinical and laboratory investigations   41

Chapter 4: Common Heart diseases and related terms   58

Chapter 5: Cardiopulmonary bypass and myocardial protection   76

Chapter 6: ICU and post-surgical complications   80

Tables

Table 1: Effects of B-blockers, Calcium antagonists and nitrates on the cardiovascular system   94

Table 2: Drugs that may decrease anticoagulant response   95

Table 3: Common underlying diseases causing arrhythmias   96

Table 4: Underlying causes and risk factors for atrial fibrillation   97

Table 5: Causes of cardiogenic shock   98

Table 6: Causes of non-cardiogenic shock   99

Table 7: Hypertensive emergencies   100

Table 8: Causes of secondary hypertension 100

Table 9: Cardiac causes of syncope 101

Table 10: Causes of aortic regurgitation 102

目录

第一章：生理 10

第二章：常用药物 28

第三章：临床检查及检验 41

第四章：常见心脏病及相关词 58

第五章：体外循环及心机保护 76

第六章：ICU 和术后并发症 80

表格

表格 1：B 受体阻滞剂，钙通道阻滞剂以及硝酸类药物在心血管系统的效果 94

表格 2：减少抗凝反应的药物 95

表格 3：诱发心律失常的常见疾病 96

表格 4：诱发房颤的病因和危险因素 97

表格 5：心源性休克的病因 98

表格 6：非心源性休克的病因 99

表格 7：高血压急症 100

表格 8：继发性高血压的病因 100

表格 9：心源性眩晕 101

表格 10：主动脉瓣反流的病因 102

All rights reserved. No part of this book may be reproduced in any form or by any electronic or mechanical means, including information storage and retrieval systems, without written permission from the author, except in the case of a reviewer, who may quote brief passages embodied in critical articles or in a review. Trademarked names appear throughout this book. Rather than use a trademark symbol with every occurrence of a trademarked name, names are used in an editorial fashion, with no intention of infringement of the respective owner's trademark. The information in this book is distributed on an "as is" basis, without warranty. Although every precaution has been taken in the preparation of this work, neither the author nor the publisher shall have any liability to any person or entity with respect to any loss or damage caused or alleged to be caused directly or indirectly by the information contained in this book.

Chapter 1: Physiology

第一章：生理

absolute refractory period	绝对不应期	Juéduì bù yìng qī
actin myosin interaction	肌动蛋白-肌红蛋白的相互作用	Jī dòng dànbái-jī hóng dànbái de xiānghù zuòyòng
action potential	动作电位	Dòngzuò diànwèi
activation gate	激活门	Jīhuó mén
active hyperemia	主动性充血	Zhǔdòng xìng chōngxuè
afferent pathways	传入通路	Chuán rù tōnglù
afterload	后负荷	Hòu fùhè
aldosterone	醛固酮	Quángùtóng
adrenergic receptors	肾上腺素能受体	Shènshàngxiàn sù néng shòu tǐ
anaphylactic shock	过敏性休克	Guòmǐn xìng xiūkè
angiotensin - converting enzyme	血管紧张素转换酶	Xuěguǎn jǐnzhāng sù zhuǎnhuàn méi
angiotensin	血管紧张素	Xuěguǎn jǐnzhāng sù
angiotensinogen	血管紧张素原	Xuěguǎn jǐnzhāng sù yuán

Common terms in cardiac surgery

antidiuretic hormone (adh)	抗利尿激素	Kàng lìniào jīsù
antigen antibody reactions	抗原抗体反应	Kàngyuán kàngtǐ fǎnyìng
aortic baroreceptors	主动脉压力感受器	Zhǔ dòngmài yālì gǎnshòuqì
arterial baroreceptor reflex	动脉压力感受器反射	Dòngmài yālì gǎnshòuqì fǎnshè
arterial chemoreceptors	动脉化学感受器	Dòngmài huàxué gǎnshòuqì
pressure regulation	压力调节	Yālì tiáojié
arteriolar tone	小动脉张力	Xiǎo dòngmài zhānglì
atrial gallop rhythm	房性奔马律	Fáng xìng bēn mǎ lǜ
auscultation	听诊	Tīngzhěn
auto regulation	自动调节	Zìdòng tiáojié
autonomic neural influences	自主神经系统的影响	Zìzhǔ shénjīng xìtǒng de yǐngxiǎng
axis deviation	心电轴偏	Xīn diàn zhóu piān

心外科常用词

basal metabolism	基础代谢	Jīchǔ dàixiè
blood cells	血细胞	xuě xìbāo
blood clotting	凝血	Níngxuě
blood volume	血容量	xuě róngliàng
blushing	面部潮红	Miànbù cháohóng
bradykinin	缓激肽	Huǎn jī tài
Brain	脑	Nǎo
calcium- activated potassium channel	钙活化钾离子通道	Gài huóhuà jiǎ lízǐ tōngdào
calmodulin	钙调蛋白	Gài tiáo dànbái
capacitance vessels	容量血管	Róngliàng xuěguǎn
capillary	毛细血管	Máoxì xuěguǎn
cardiac afterload	心脏后负荷	Xīnzàng hòu fùhè
cardiac contractility	心脏收缩性	Xīnzàng shōusuō xìng
cardiac cycle	心动周期	Xīndòng zhōuqí

Common terms in cardiac surgery

cardiac muscle contractility	心肌收缩性	Xīnjī shōusuō xìng
cardiac preload	心脏前负荷	Xīnzàng qián fùhè
cardiac reserve	心脏贮备	Xīnzàng zhùbèi
cardiogenic shock	心源性休克	Xīn yuán xìng xiūkè
cardiopulmonary baroreflexes	心肺压力反射	Xīnfèi yālì fǎnshè
cardiopulmonary receptors	心肺受体	Xīnfèi shòu tǐ
cardiovascular transport	心血管运输	Xīn xuěguǎn yùnshū
carotid sinus baroreceptors	颈动脉窦压力感受器	Jǐng dòngmài dòu yālì gǎnshòuqì
catecholamines	儿茶酚胺	Ércháfēn'àn
central chemoreceptors	中枢化学感受器	Zhōngshū huàxué gǎnshòuqì
cerebral blood flow	大脑血流	Dànǎo xuě liú
cerebral ischemic response	大脑缺血反应	Dànǎo quē xuě fǎnyìng
cerebrospinal fluid	脑脊液	Nǎojǐyè

ion channels	离子通道	Lízǐ tōngdào
chest leads	胸部导联	Xiōngbù dǎo lián
choroid plexus	脉络丛	Màiluò cóng
chronotropic effect	正性心率效应	Zhèng xìng xīnlǜ xiàoyìng
circulatory shock	循环衰竭	Xúnhuán shuāijié
central venous pressure	中心静脉压	Zhōngxīn jìngmài yā
Citrate	柠檬酸	Níngméng suān
compliance	顺应性	Shùnyìng xìng
conduction system	传导系统	Chuándǎo xìtǒng
conduction velocity	传导速度	Chuándǎo sùdù
coronary blood flow	冠脉血流	Guān mài xuě liú
coughing	咳嗽	Késòu
cross-bridges	肌桥	Jī qiáo
cushing reflex	库欣反射	Kù xīn fǎnshè
cutaneous blood flow	皮肤血流	Pífū xuě liú

English	Chinese	Pinyin
cyclic adenosine monophosphate(camp)	环磷酸腺苷	Huán línsuān xiàn gān
cyclic guanosine monophosphate(CGMP)	环磷酸鸟苷	Huán línsuān niǎo gān
decompensatory process	失代偿过程	Shī dài cháng guòchéng
delayed outward current	迟发外向电流	Chí fā wàixiàng diànliú
delayed potassium channel	迟发型钾离子通道	chí fā xíng jiǎ lízǐ tōngdào
depolarization	去极化	Qù jí huà
dive reflex	潜水反射	Qiánshuǐ fǎnshè
ectopic focus	异位放电	Yì wèi fàngdiàn
efferent pathways	传出通路	Chuán chū tōnglù
einthovens triangle	艾因托文氏三角	Ài yīn tuō wén shì sānjiǎo
elasticity	弹性	Tánxìng
electrical axis	心电轴	Xīn diàn zhóu
electrode	导联	Dǎo lián

electrolytes	电解质	Diànjiězhì
End-diastolic pressure	舒张末压	Shūzhāng mò yā
End-diastolic volume	舒张末容量	Shūzhāng mò róngliàng
End-systolic pressure-volume relationship	收缩末压力与容量的相关性	Shōusuō mò yālì yǔ róngliàng de xiāngguān xìng
end systolic volume	收缩末容量	Shōusuō mò róngliàng
endothelial cell	内皮细胞	Nèipí xìbāo
endothelial-derived	内皮源性	Nèipí yuán xìng
endotoxin	内毒素	Nèi dúsù
End-systolic pressure	收缩末压	Shōusuō mò yā
epinephrine	肾上腺素	Shènshàngxiàn sù
equilibrium potential	平衡电位	Pínghéng diànwèi
excitatory pathways	兴奋通路	Xīngfèn tōnglù
exercise pressor response	运动-升压反应	Yùndòng-shēng yā fǎnyìng

external work	外功	Wàigōng
fast inward current	快速内向电流	Kuàisù nèixiàng diànliú
fetal circulation	胎儿循环	Tāi'ér xúnhuán
fibrinogen	纤维蛋白原	Xiānwéi dànbái yuán
filaments	纤维	Xiānwéi
filtration	过滤	Guòlǜ
fluid balance	液体平衡	Yètǐ pínghéng
fluid compartment	体液分布	Tǐyè fēnbù
G proteins	G 蛋白	G dànbái
gap junctions	缝隙连接	Fèngxì liánjiē
Gender	性别	Xìngbié
Glands	腺体	Xiàn tǐ
globulins	球蛋白	Qiú dànbái
glomerular capillaries	肾小球毛细血管	Shèn xiǎo qiú máoxì xuè guǎn

glomerular filtration rate	肾小球滤过率		Shèn xiǎo qiú lǜguò lǜ
Gravity	引力		Yǐnlì
GTP-binding proteins	GTP 结合蛋白		GTP jiéhé dànbái
heart pump	心脏泵		Xīnzàng bèng
heart sounds	心音		Xīnyīn
hematocrit	红细胞比容		Hóngxìbāo bǐ róng
hemoglobin	血红蛋白		xuě hóngdànbái
hemorrhage	出血		Chūxiě
hemostasis	止血		Zhǐ xuě
Heparin	肝素		Gānsù
histamine	组胺		Zǔ àn
autoregulation	自体调节		Zìtǐ tiáojié
homeostasis	动态平衡		Dòngtài pínghéng
hormonal influences	激素影响		Jīsù yǐngxiǎng
hyperemia	充血		Chōng xuě

hypertension	高血压	Gāo xuě yā
hypothalamus	下丘脑	Xià qiūnǎo
hypovolemic shock	低容量性休克	Dī róngliàng xìng xiūkè
hypoxic vasoconstriction	缺氧性血管收缩	Quē yǎng xìng xuě guǎn shōusuō
interstitial fluid	组织间液	Zǔzhī jiān yè
interstitial space	组织间隙	Zǔzhī jiànxì
inward current	内向电流	Nèixiàng diànliú
isometric	等容性	Děng róng xìng
Isotonic	等张性	Děng zhāng xìng
Kidney	肾脏	Shènzàng
leukocytes	白性粒细胞	Bái xìng lì xìbāo
ligand-gated channels	配体激活通道	Pèi tǐ jīhuó tōngdào
Lumen	管腔	Guǎn qiāng
Lung	肺脏	Fèizàng

mean arterial pressure	平均动脉压	Píngjūn dòngmài yā
mean electrical axis	平均心电轴	Píngjūn xīn diàn zhóu
mechanical activity of heart	心脏机械活动	Xīnzàng jīxiè huódòng
membrane	膜	Mó
membrane depolarization	膜去极化	Mó qù jí huà
membrane permeability	细胞膜通透性	Xìbāomó tōng tòu xìng
membrane repolarization	细胞膜复极化	Xìbāomó fù jí huà
metabolic control	控制代谢	Kòngzhì dàixiè
metabolic rate	代谢率	Dàixiè lǜ
heart murmurs	心脏杂音	Xīnzàng záyīn
vascular smooth muscle	血管平滑肌	xuěguǎn pínghuájī
myocardial oxygen consumption	心肌耗氧	Xīnjī hào yǎng
myogenic response	肌原性反应	Jī yuán xìng fǎnyìng
negative chronotropic effect	负性心率作用	Fù xìng xīnlǜ zuòyòng

neural influences	神经系统影响	Shénjīng xìtǒng yǐngxiǎng
neurogenic shock	神经源性休克	Shénjīng yuán xìng xiūkè
neurogenic tone	神经源性张力	Shénjīng yuán xìng zhānglì
nitric oxide	一氧化氮	Yī yǎnghuà dàn
Ohms law	欧姆定律	Ōumǔ dìnglǜ
Oncotic pressure	胶体渗透压	Jiāotǐ shèntòu yā
organ blood flow	器官血流	Qìguān xuè liú
orthostatic hypotension	直立性低血压	Zhílì xìng dī xuè yā
osmotic pressure	渗透压	Shèntòu yā
outward current	外向电流	Wàixiàng diànliú
Overlap	重叠	Chóngdié
Oxalate	草酸盐类	Cǎosuān yán lèi
Oxygen	氧气	Yǎngqì
pacemaker potential	起搏器电位	Qǐ bó qì diànwèi

English	Chinese	Pinyin
parasympathetic fibers	副交感神经纤维	Fùjiāogǎn shénjīng xiānwéi
parasympathetic vasodilators nerves	舒血管的副交感神经	Shū xuěguǎn de fùjiāogǎn shénjīng
passive diffusion	被动扩散	Bèidòng kuòsàn
pathway	通路	Tōnglù
peak systolic pressure	峰值收缩压	Fēngzhí shōusuō yā
permeability	通透性	Tōng tòu xìng
Plasma	血浆	xuě jiāng
platelets	血小板	xuěxiǎobǎn
plug information	血栓形成	xuěshuān xíngchéng
positive inotropic effect	正性肌力效应	Zhèng xìng jī lì xiàoyìng
post ganglionic fibers	节后神经纤维	Jié hòu shénjīng xiānwéi
postural hypotension	直立性低血压	Zhílì xìng dī xuě yā
potassium equilibrium potential	钾离子平衡电位	Jiǎ lízǐ pínghéng diànwèi

prostacyclin	环前列腺素	Huán qiánlièxiàn sù
prostaglandin	前列腺素	Qiánlièxiàn sù
pulmonary arterial pressure	肺动脉压	Fèidòngmài yā
pulmonary blood flow	肺血流	Fèi xuě liú
pulmonary circulation	肺循环	Fèixúnhuán
pulmonary embolus	肺血栓	Fèi xuèshuān
pulse pressure	脉压	Mài yā
radionuclide ventriculography	核素心室显像	Hé sù xīnshì xiǎn xiàng
rapid ejection phase	快速射血期	Kuàisù shè xuě qī
reabsorption	重吸收	chóng xīshōu
reactive hyperemia	反应性充血	Fǎnyìng xìng chōng xuě
reflex control	控制反射	Kòngzhì fǎnshè
Renin	肾素	Shèn sù
renin -angiotensin-aldosterone system	肾素-血管紧张素-醛固酮系统	Shèn sù- xuěguǎn jǐnzhāng sù- quángùtóng xìtǒng

resistance vessels	阻力血管	Zǔlì xuèguǎn
shear stress	剪应力	Jiǎn yìnglì
skeletal muscle pump	骨骼肌泵	Gǔgé jī bèng
sodium equilibrium potential	钠离子平衡电位	Nà lízǐ pínghéng diànwèi
splanchnic blood flow	内脏血流	Nèizàng xuěliú
Frank Starling's law	Frank-starling 心脏定律	Frank-starling xīnzàng dìnglǜ
stroke volume	每搏射血量	Měi bó shè xuě liàng
temperature regulation reflex	体温调节反射	Tǐwēn tiáojié fǎnshè
thrombin	凝血酶	Níngxuè méi
thrombolytic agents	血栓溶解剂	xuěshuān róngjiě jì
tissue plasminogen activator	组织纤维蛋白溶解原激活剂	Zǔzhī xiānwéi dànbái róngjiě yuán jīhuó jì
torsades de pointes	扭转性心动过速	Niǔzhuǎn xìng xīndòngguò sù
total body water	体内总水量	Tǐnèi zǒng shuǐliàng

total tension	总张力	Zǒng zhānglì
transcapillary fluid movement	跨毛细血管液体运动	Kuà máoxì xiěguǎn yètǐ yùndòng
transmural pressure	透壁压	Tòu bì yā
troponin	肌钙蛋白	Jī gài dànbái
unipolar limb leads	单极肢体导联	Dān jí zhītǐ dǎo lián
urinary output	尿量	Niào liàng
valsalva maneuver	valsava 动作	Valsava dòngzuò
vasopressin	血管加压素	xuěguǎn jiā yā sù
vasovagal syncope	血管迷走神经性眩晕	xuěguǎn mízǒushénjīng xìng xuànyūn
ventricular depolarization	心室去极化	Xīnshì qù jí huà
voltage -gated channels	电压控离子通道	Diànyā kòng lízǐ tōngdào
wall tension	管壁张力	Guǎn bì zhānglì
white cells	白细胞	Báixìbāo

This page was intentionally left blank

Chapter 2: Commonly used drugs

第二章：常用药物

Common terms in cardiac surgery

abciximab	阿昔单抗	ā xī dān kàng
acebutolol	醋丁洛尔	cù dīng luò ěr
acetazolamide	乙酰唑胺	yǐ xiān zuò àn
adenosine	腺苷	xiàn gān
adenosine cyclophosphate	环磷腺苷葡胺	huán lín xiàn gān pú àn
alcohol	酒精	jiǔ jīng
allopurinol	别嘌醇	bié piào chún
amikacin	阿米卡星	ā mǐ kǎ xīng
amiloride	阿米洛利	ā mǐ luò lì
aminoglycosides	氨基糖苷类	ān jī táng gān lèi
amiodarone	胺碘酮	àn diǎn tóng
amlodipine	氨氯地平	ān lǜ dì píng
amoxicillin	阿莫西林	ā mò xī lín
ampicillin	氨苄西林	ān biàn xī lín
antacids	抑酸剂	yì suān jì
antidepressants	抗抑郁药	kàng yì yù yào
antihistamines	抗组胺药	kàng zǔ àn yào
aramine	间羟胺	jiān qiǎng àn
Aspirin	阿司匹林	ā sī pǐ lín
astemizole	阿司咪唑	ā sī mī zuò
atorvastatin	阿托伐他汀	ā tuō fá tā tīng

心外科常用词

Common terms in cardiac surgery

atracurium	阿曲库铵	ā qū kù ǎn
atropine	阿托品	ā tuō pǐn
azithromycin	阿奇霉素	ā qí méi sù
barbiturates	巴比妥类	bā bǐ tuǒ lèi
benazepril	苯那普利	běn nà pǔ lì
bendrofluazide	苄氟噻嗪	biàn fú sāi qín
bendroflumenthiazide	苄氟甲噻嗪	biàn fú jiǎ sāi qín
benzothiazepines	地尔硫卓类	dì ěr líu zhuó lèi
beta-carotene	β-胡萝卜素	β - hú luó bo sù
bisoprolol	比索洛尔	bǐ suǒ luò ěr
bivalirudin	比伐卢定	bǐ fá lú dìng
bretylium	溴苄胺	xiù biàn àn
calcium chloride	氯化钙	lǜ huà gài
candesartan	坎地沙坦	kǎn dì shā tǎn
Captopril	卡托普利	kǎ tuō pǔ lì
carbamazepine	卡马西平	kǎ mǎ xī píng
carprofen	卡普洛芬	kǎ pǔ luò fēn
carvedilol	卡维地洛	kǎ wéi dì luò
Cefdinir	头孢地尼	tóu bāo dì ní
ceftriaxone	头孢曲松钠	tóu bāo qū sōng nà
cefuroxime	头孢呋辛	tóu bāo fū xīn

Common terms in cardiac surgery

celecoxib	塞来昔布	sāi lái xī bù
cephalosporins	头孢菌素	tóu bāo jūn sù
cetirizine	西替利嗪	xī tì lì qín
chloroquine	氯喹	lǜ kuí
chlorothiazide	氯噻嗪	lǜ sāi qín
chlorpromazine	氯丙嗪	lǜ bǐng qín
chlortetracycline	金霉素	jīn méi sù
chlorthalidone	氯噻酮	lǜ sāi tóng
cholestyramine	消胆胺	xiāo dǎn àn
cilazapril	西拉普利	xī lā pǔ lì
cimetidine	西咪替丁	xī mī tì dīng
ciprofloxacin	环丙沙星	huán bǐng shā xīng
clarithromycin	克拉霉素	kè lā méi sù
clindamycin	克林霉素	kè lín méi sù
clofibrate	氯贝丁酯	lǜ bèi dīng zhǐ
clopidogrel	氯吡格雷	lǜ bǐ gé léi
Cocaine	可卡因	kě kǎ yīn
Cocoa	可可	kě kě
colestipol	降脂宁	jiàng zhī níng
corticosteroids	糖皮质激素	táng pí zhì jī sù
cyclopenthiazide	环戊甲噻嗪	huán wù jiǎ sāi sù

cyclophosphamide	环磷酰胺	huán lín xiān àn
cyclothiazide	环噻嗪	huán sāi qín
dabigatran	达比加群	dá bǐ jiā qún
dalbavancin	达巴万星	dá bā wàn xīng
Danazol	达那唑	dá nà zuò
desloratadine	地氯雷他定	dì lǜ léi tā dìng
dexamethasone	地塞米松	dì sāi mǐ sōng
diclofenac	双氯芬酸	shuāng lǜ fēn suān
Digoxin	地高辛	dì gāo xīn
dihydropyridines	二氢吡啶类	èr qīng bǐ dìng lèi
diltiazem	地尔硫卓	dì ěr líu zhuó
dipyridamole	双嘧达莫	shuāng mì dá mò
disopyramide	双异丙吡胺	shuāng yì bǐng bǐ àn
disulfiram	双硫仑	shuāng líu lún
dopamine	多巴胺	duō bā àn
doripenem	多尼培南	duō ní péi nán
doxycycline	多西环素	duō xī huán sù
dronedarone	决奈达隆	jué nài dá lóng
enalapril	依那普利	yī nà pǔ lì
encainide	恩卡胺	ēn kǎ àn
ephedrine	麻黄碱	má huáng jiǎn

epinephrine	肾上腺素	shèn shàng xiàn sù
eplerenone	依普利酮	yī pǔ lì tóng
eprosartan	依普罗沙坦	yī pǔ luó shā tǎn
erythromycin	红霉素	hóng méi sù
Esmolol	艾司洛尔	ài sī luò ěr
etomidate fat emulsion	依托咪酯脂肪乳	yī tuō mī zhǐ zhī fáng rǔ
felodipine	非洛地平	fēi luò dì píng
fenoprofen	非诺洛芬	fēi nuò luò fēn
fexofenadine	非索非那定	fēi suǒ fēi nà dìng
flecainide	氟卡胺	fú kǎ àn
fluconazole	氟康唑	fú kāng zuò
flufenamic acid	氟灭酸	fú miè suān
flurbiprofen	氟比洛芬	fú bǐ luò fēn
fluvastatin	氟伐他汀	fú fá tā tīng
foscamet	膦甲酸	lìn jiǎ suān
fosinopril	福辛普利	fú xīn pǔ lì
french red wine	法国红葡萄酒	fǎ guó hóng pú táo jiǔ
frusemide	呋塞米	fū sāi mǐ
furosemide	呋塞米	fū sāi mǐ
gentamicin	庆大霉素	qìng dà méi sù

Glucose	葡萄糖	pú táo táng
glutethimide	格鲁米特	gé lǔ mǐ tè
griseofulvin	灰黄霉素	huī huáng méi sù
Heparin	肝素	gān sù
hydrochlorothiazide	氢氯噻嗪	qīng lǜ sāi qín
ibuprofen	布洛芬	bù luò fēn
imipenem/cilastatin	亚胺培南/西司他丁	yà àn péi nán / xī sī tā dīng
indapamide	吲达帕胺	yǐn dá pà àn
indomethacin	吲哚美辛	yǐn duǒ měi xīn
irbesartan	厄贝沙坦	è bèi shā tǎn
isoflurane ketamine	异氟烷氯胺酮	yì fú wán lǜ àn tóng
isoniazid	异烟肼	yì yān jǐng
isoproterenol	异丙肾上腺素	yì bǐng shèn shàng xiàn sù
itraconazole	伊曲康唑	yī qū kāng zuò
ketoconazole	酮康唑	tóng kāng zuò
ketoprofen	酮洛芬	tóng luò fēn
labetalol	拉贝洛尔	lā bèi luò ěr
lanatoside C	西地兰	xī dì lán
levofloxacin	左氧氟沙星	zuǒ yǎng fú shā xīng
lidocaine	利多卡因	lì duō kǎ yīn

lidoflazine	利多氟嗪	lì duō fú qín
lincomycin	林可霉素	lín kě méi sù
liquid paraffin	液体石蜡	yè tǐ shí là
Lithium	锂	lǐ
loratadine	氯雷他定	lǜ léi tā dìng
Losartan	氯沙坦	lǜ shā tǎn
lovastatin	洛伐他汀	luò fá tā tīng
low molecular weight heparin	低分子肝素	dī fēn zǐ gān sù
magnesium sulfate	硫酸镁	líu suān měi
mefenamic acid	甲芬那酸	jiǎ fēn nà suān
meloxicam	美洛昔康	měi luò xī kāng
mercaptopurine	巯嘌呤	qiú piào lìng
meropenem	美罗培南	měi luó péi nán
methadone	美沙酮	měi shā tóng
methotrexate	氨甲喋呤	ān jiǎ dié lìng
metoprolol	美托洛尔	měi tuō luò ěr
metronidazole	甲硝唑	jiǎ xiāo zuò
mexiletine	美西律	měi xī lǜ
midazolam	咪唑安定	mī zuò ān dìng
milrinone	米力农	mǐ lì nóng
minocycline	米诺环素	mǐ nuò huán sù

Common terms in cardiac surgery

English	中文	Pinyin
monoamine oxidase inhibitors	单胺氧化酶抑制剂	dān àn yǎng huà méi yì zhì jì
moxifloxacin	莫西沙星	mò xī shā xīng
nalidixic acid	萘啶酸	nài dìng suān
naproxen	萘普生	nài pǔ shēng
nebivolol	奈必洛尔	nài bì luò ěr
neomycin	新霉素	xīn méi sù
nifedipine	硝苯地平	xiāo běn dì píng
nitroglycerin	硝酸甘油	xiāo suān gān yóu
norepinephrine	去甲肾上腺素	qù jiǎ shèn shàng xiàn sù
omeprazole	奥美拉唑	ào měi lā zuò
oral contraceptives	口服避孕药	kǒu fú bì yùn yào
oritavancin	奥利万星	ào lì wàn xīng
parecoxib	帕瑞昔布	pà ruì xī bù
penicillin	青霉素	qīng méi sù
pentamidine	喷他脒	pēn tā mǐ
pheneturide	苯丁酰脲	běn dīng xiān niào
phenformin	苯乙双胍	běn yǐ shuāng guā
phenothiazines	吩噻嗪类	fēn sāi qín lèi
phentolamine	酚妥拉明	fēn tuǒ lā míng
phenyl amine	苯基胺	běn jī àn

Common terms in cardiac surgery

phenyl propanolamine	苯丙醇胺	běn bǐng chún àn
phenylalkylamines	苯烷胺类	běn wán àn lèi
phenylbutazone	保泰松	bǎo tài sōng
phenylephrine	去氧肾上腺素	qù yǎng shèn shàng xiàn sù
phenytoin	苯妥英	běn tuǒ yīng
piretanide	吡咯他尼	bǐ gē tā ní
piroxicam	吡罗昔康	bǐ luó xī kāng
polythiazide	泊利噻嗪	bó lì sāi qín
potassium chloride	氯化钾	lǜ huà jiǎ
prasugrel	普拉格雷	pǔ lā gé léi
pravastatin	普伐他汀	pǔ fá tā tīng
primidone	去氧苯巴比妥	qù yǎng běn bā bǐ tuǒ
procainamide	普鲁卡因胺	pǔ lǔ kǎ yīn àn
propafenone	普罗帕酮	pǔ luó pà tóng
propofol	异丙酚	yì bǐng fēn
propranolol	普萘洛尔	pǔ nài luò ěr
propylthiouracil	丙基硫氧嘧啶	bǐng jī líu yǎng mì dìng
prostacyclin	前列环素	qián liè huán sù
protamine	鱼精蛋白	yú jīng dàn bái
quinethazone	喹乙唑酮	kuí yǐ zuò tóng

quinidine	奎尼丁	kuí ní dīng
recombinant tissue plasminogen activator	重组组织型纤维蛋白酶原激活剂	chóng zǔ zǔ zhī xíng xiān wéi dàn bái méi yuán jī huó jì
remifentanil	瑞芬太尼	ruì fēn tài ní
rifampicin	利福平	lì fú píng
rivaroxaban	利伐沙班	lì fá shā bān
rocuronium	罗库溴铵	luó kù xiù ǎn
rofecoxib	罗非昔布	luó fēi xī bù
rosuvastatin	瑞舒伐他汀	ruì shū fá tā tīng
simvastatin	辛伐他汀	xīn fá tā tīng
sodium nitroprusside	硝普钠	xiāo pǔ nà
Sotalol	索他洛尔	suǒ tā luò ěr
spiramycin	螺旋霉素	luó xuán méi sù
spironolactone	螺内酯	luó nèi zhǐ
Statins	他汀类药物	tā tīng lèi yào wù
streptokinase	链激酶	liàn jī méi
sulfentanyl	舒芬太尼	shū fēn tài ní
sulfinpyrazone	苯磺唑酮	běn huáng zuò tóng
sulfisoxazole	甘特里辛	gān tè lǐ xīn
sulfonamides	磺胺类药物	huáng àn lèi yào wù

Sulindac	舒林酸	shū lín suān
sumatriptan	舒马曲坦	shū mǎ qū tǎn
tamoxifen	他莫昔芬	tā mò xī fēn
telmisartan	替米沙坦	tì mǐ shā tǎn
terfenadine	特非那丁	tè fēi nà dīng
tetracycline	四环素	sì huán sù
thiazides	噻嗪类	sāi qín lèi
thyroxine	甲状腺素	jiǎ zhuàng xiàn sù
ticagrelor	替卡格雷	tì kǎ gé léi
Timolol	噻吗洛尔	sāi mǎ luò ěr
tirofiban	替罗非班	tì luó fēi bān
Tobacco	烟草	yān cǎo
tobramycin	托普霉素	tuō pǔ méi sù
tolbutamine	甲苯胺丁脲	jiǎ běn àn dīng niào
torsemide	托拉塞米	tuō lā sāi mǐ
triamterene	氨苯蝶啶	ān běn dié dìng
tricyclic antidepressants	三环类抗抑郁药	sān huán lèi kàng yì yù yào
valdecoxib	伐地考昔	fá dì kǎo xī
valsartan	缬沙坦	xié shā tǎn
vancomycin	万古霉素	wàn gǔ méi sù

verapamil	维拉帕米	wéi lā pà mǐ
vitamin K	维生素 K	wéi shēng sù K
warfarin	华法林	huá fǎ lín
zidovudine	齐多呋定	qí duō fū dìng

Chapter 3: clinical and laboratory examinations

第三章：临床检查及检验

Common terms in cardiac surgery

English	中文	Pinyin
24h ambulatory ECG(holter) monitor	24小时动态心电图	24 Xiǎoshí dòngtài xīndiàntú
abdominal distention	腹胀	Fùzhàng
abdominal pain	腹痛	Fùtòng
Acute coronary syndrome(ACS)	急性冠脉综合征	Jíxìng guān mài zònghé zhēng
alteration of behaviour	行为改变	Xíngwéi gǎibiàn
alteration of bowel habit	排便习惯改变	Páibiàn xíguàn gǎibiàn
anaphylaxis	过敏反应	Guòmǐn fǎnyìng
anemia	贫血	Pínxuě
angioedema	血管性水肿	xuěguǎn xìng shuǐzhǒng
Annulus	瓣环	Bàn huán
Anomalous	不规则/不协调	Bù guīzé/bù xiétiáo
anorexia	厌食症	Yànshí zhèng
anterolateral ST-elevation MI	前侧壁ST段抬高性MI	Qián cè bì ST duàn tái gāo xìng MI

Common terms in cardiac surgery

English	中文	Pinyin
Anuria	无尿	Wú niào
Apex	心尖	Xīnjiān
Arch	弓部	Gōng bù
Arterial puncture	动脉穿刺	Dòngmài chuāncì
Ataxia	共济失调	Gòng jì shītiáo
Atrial rhythms	房性心律	Fáng xìng xīnlǜ
Atrioventricular	房室	Fáng shì
AV re-entry tachycardia	房室折返性心动过速	Fáng shì zhéfǎn xìng xīndòngguò sù
blood samples	血液标本	xuěyè biāoběn
bradycardia	心动过缓	Xīndòngguò huǎn
breathlessness	呼吸急促	Hūxī jícù
Broad complex tachycardia	宽群心动过速	Kuān qún xīndòngguò sù
bruising	青紫	Qīngzǐ
calf swelling	下肢肿胀	Xiàzhī zhǒngzhàng

心外科常用词

cardiac catheterization	心导管检查	Xīn dǎoguǎn jiǎnchá
cardiac magnetic resonance(CMR)	心脏核磁共振	Xīnzàng hécí gòngzhèn
cardiac markers	心脏标志物	Xīnzàng biāozhì wù
cardiac structural abnormalities	心脏结构异常	Xīnzàng jiégòu yìcháng
cardiac volumetric imaging	心脏容量显像	Xīnzàng róngliàng xiǎn xiàng
chest pain	胸痛	Xiōngtòng
clubbing	杵状指	Chǔ zhuàng zhǐ
Coma	昏迷	Hūnmí
conduction disturbances	传导障碍	Chuándǎo zhàng'ài
confusion	定向障碍	Dìngxiàng zhàng'ài
constipation	便秘	Biànmì
contrast agent enhancement	对比剂增强成像	Duìbǐ jì zēngqiáng chéngxiàng
Creatine kinase	肌酸激酶	Jī suān jīméi

Common terms in cardiac surgery

cyanosis	紫绀	Zǐgàn
Descending	递减	Dìjiǎn
diarrhoea	腹泻	Fùxiè
diastolic flow reversal	舒张期血反流	Shūzhāng qī xuě fǎn liú
dilated cardiomyopathy	扩张性心肌病	Kuòzhāng xìng xīnjī bìng
dizziness and syncope	晕厥和眩晕	Yūnjué hé xuànyūn
dobutamine stress test	多巴酚丁胺负荷试验	Duō bā fēn dīng àn fùhè shìyàn
doppler	多普勒	Duō pǔ lè
Doppler findings	多普勒结果	Duō pǔ lè jiéguǒ
dysarthria and dysphasia	构音障碍和吞咽困难	Gòu yīn zhàng'ài hé tūnyàn kùnnán
dyskinesia	运动障碍	Yùndòng zhàng'ài
dysphagia	吞咽障碍	Tūnyàn zhàng'ài
Echocardiography	心脏超声	Xīnzàng chāoshēng

Common terms in cardiac surgery

ectopic beats	异位心律	Yì wèi xīnlǜ
effective orifice area(cm2)	有效开口面积	Yǒuxiào kāikǒu miànjī
Electrocardiogram	心电图	Xīndiàntú
electrocardiographic monitoring	心电图检测	Xīndiàntú jiǎncè
Escape rhythms	突破心律	Túpò xīnlǜ
etiolology	病因	Bìngyīn
Exercise testing	运动试验	Yùndòng shìyàn
facial pain	面部疼痛	Miànbù téngtòng
Fever	发热	Fārè
first degree AV block	I 度房室传导阻滞	I dù fáng shì chuándǎo zǔ zhì
flotation balloon	漂浮气囊	Piāofú qìnáng
fluoroscopic guidance	荧光镜下	Yíngguāng jìng xià
Flushed	面部潮红	Miànbù cháohóng
galactorrhea	乳溢症	Rǔ yì zhèng

心外科常用词

Gout	通风	Tōngfēng
gynecomastia	男性乳房发育症	Nánxìng rǔfáng fāyù zhèng
headache	头痛	Tóutòng
heart murmurs	心脏杂音	Xīnzàng záyīn
Heart rate	心率	Xīnlǜ
hematemesis	呕血	Ǒuxuě
hematuria	血尿	Xuěniào
hemoptysis	咯血	ké xuě
hepatomegaly	肝肿大	Gān zhǒng dà
hyperlipidemia	高脂血症	Gāo zhī xuězhèng
hypertension	高血压	Gāo xuěyā
hypertensive cardiomyopathy	高血压性心肌病	Gāo xuěyā xìng xīnjī bìng
hypokinetic	运动减弱	Yùndòng jiǎnruò
indigestion	消化不良	Xiāohuà bùliáng

Common terms in cardiac surgery

English	中文	Pinyin
infarction	梗死	Gěngsǐ
intracardiac pressure	心内压力	Xīn nèi yālì
invasive	有创	Yǒu chuàng
irregular pulse	脉搏不齐	Màibó bù qí
ischemic cardiomyopathy	缺血性心肌病	Quē xuě xìng xīnjī bìng
isoenzyme	同工酶	Tóng gōng méi
jaundice	黄疸	Huángdǎn
jet width	流束宽度	Liú shù kuāndù
joint pain/ swelling	关节痛/肿胀	Guānjié tòng/zhǒngzhàng
jugular venous pulse	颈静脉脉搏	Jǐng jìngmài mài bó
laryngospasm	喉痉挛	Hóu jìngluán
loin pain	腰痛	Yāotòng
LV impairment	左室功能障碍	Zuǒ shì gōngnéng zhàng'ài
lymphadenopathy	淋巴结病	Línbājié bìng

magnetic resonance	核磁共振	Hécí gòngzhèn
magnetic resonance angiography	磁共振血管造影	Cí gòngzhèn xuěguǎn zàoyǐng
Mean gradient(mmHg)	平均压差	Píngjūn yā chā
Membranous	膜部	Mó bù
Mitral valve	二尖瓣	Èr jiān bàn
motion mode(M-mode)	运动模式	Yùndòng móshì
muscle wastage	肌肉萎缩	Jīròu wěisuō
Myocardial injury	心肌损伤	Xīnjī sǔnshāng
myocardial necrosis	心肌坏死	Xīnjī huàisǐ
Myocardial perfusion imaging	心肌灌注显像	Xīnjī guànzhù xiǎn xiàng
Myoglobin	肌红蛋白	Jī hóng dànbái
Narrow complex tachycardia	窄 QRS 群心动过速	Zhǎi QRS qún xīndòngguò sù
Nausea	恶心	Ěxīn
neck stiffness	颈强直	Jǐng qiángzhí

Common terms in cardiac surgery

Normal perfusion	正常灌注	Zhèngcháng guànzhù
nystagmus	眼球震颤	Yǎnqiú zhènchàn
Obesity	肥胖	Féipàng
oesophageal trauma	食管创伤	Shíguǎn chuāngshāng
oliguria	少尿	Shǎo niào
Ostium primum	原发孔	Yuán fā kǒng
Ostium secundum	继发孔	Jì fā kǒng
P wave	P 波	P bō
palpitations	心悸	Xīnjì
pancytopenia	全血细胞减少症	Quán xuěxìbāo jiǎnshǎo zhèng
papillary muscle	乳头肌	Rǔtóu jī
parasternal long axis	胸骨旁左心室长轴断面	Xiōnggǔ páng zuǒ xīnshì cháng zhóu duànmiàn
parasternal short axis at level of AV	胸骨旁主动脉瓣短轴断面	Xiōnggǔ páng zhǔ dòngmài bàn duǎn

心外科常用词

Common terms in cardiac surgery

		zhóu duànmiàn
parasthesia	感觉障碍	Gǎnjué zhàng'ài
pathological Q waves	病理性 Q 波	Bìnglǐ xìng Q bō
Peak gradient(mmHg)	最大压差	Zuìdà yā chā
perfusion deficit	灌注缺损	Guànzhù quēsǔn
peripheral edema	周围性水肿	Zhōuwéi xìng shuǐzhǒng
peripheral neuropathy	周围神经病	Zhōuwéi shénjīngbìng
plethora	多血症	Duō xuě zhèng
Polymorphic ventricular tachycardia	多形性室性心动过速	Duō xíng xìng shì xìng xīndòngguò sù
polyuria	多尿症	Duō niào zhèng
P-R interval	PR 间期	PR jiān qī
Probe	探头	Tàntóu
pruritus	瘙痒症	Sàoyǎng zhèng

Ptosis	眼睑下垂	Yǎnjiǎn xiàchuí
pulmonary artery rupture	肺动脉穿孔	Fèidòngmài chuānkǒng
pulmonary embolus	肺动脉血栓	Fèidòngmài xuè shuān
Pulmonary venous flow	肺静脉流量	Fèijìngmài liúliàng
pulse character	脉搏性质	Màibó xìngzhì
purpura	紫癜	Zǐdiàn
Q waves	Q 波	Q bō
QRS axis	QRS 周	QRS zhōu
QRS complex	QRS 群	QRS qún
QT interval	QT 间期	QT jiān qī
Radionuclide ventriculography	核素心室显像	Hé sù xīnshì xiǎn xiàng
recurrent hemorrhage	反复出血	Fǎnfù chūxuě
reduced compliance	顺应性降低	Shùnyìng xìng jiàngdī
retinal hemorrhage	视网膜出血	Shìwǎngmó

		chūxuě
Rhythm	律	Lǜ
Rigors	强直	Qiángzhí
second degree AV block (mobitz type1)	II 度房室传导阻滞	II dù fáng shì chuándǎo zǔ zhì
Seldinger technique	Seldinger 技术	Seldinger jìshù
Sepsis	败血症	Bài xuě zhèng
short stature	身材矮小	Shēncái ǎixiǎo
Significance	意义	Yìyì
Sinoatrial nodal rhythms	窦房结律	Dòu fáng jié lǜ
sinotubular junction	窦管交界	Dòu guǎn jiāojiè
Sinus of Valsalva	瓦尔萨瓦窦	Wǎ'ěr sà wǎ dòu
Sinus venosus	静脉窦	Jìngmài dòu
skeletal muscle injury	骨骼肌损伤	Gǔgé jī sǔnshāng
skin pigmentation	皮肤色素沉着症	Pífū sèsù chénzhuó zhèng

slow early relaxation	缓慢早期舒张期	Huǎnmàn zǎoqí shūzhāng qī
splenomegaly	脾肿大	Pí zhǒng dà
ST segment	ST 段	ST duàn
steatorrhea	脂肪泻	Zhīfáng xiè
Stridor	喘鸣音	Chuǎn míng yīn
Stroke	脑梗	Nǎo gěng
Sub-aortic	主动脉瓣下方	Zhǔ dòngmài bàn xiàfāng
subcostal plane	肋下平面	lèi xià píngmiàn
suprasternal notch	胸骨上窝	Xiōnggǔ shàng wō
suspected bleeding disorder	怀疑出血性疾病	Huáiyí chūxuě xìng jíbìng
Swan-Ganz catherterization	swan ganz 气囊漂浮导管	Swan ganz qìnáng piāofú dǎoguǎn
sweating	出汗	Chū hàn
tachycardia	心动过速	Xīndòngguò sù

Common terms in cardiac surgery

English	中文	Pinyin
third degree AV block	III 度传导阻滞	III dù chuándǎo zǔ zhì
thrombocytopenia	血小板减少症	xuěxiǎobǎn jiǎnshǎo zhèng
tinnitus	耳鸣	Ěrmíng
tiredness	疲劳	Píláo
transthoracic	经胸	Jīng xiōng
triple lumen catheter	三腔管	Sān qiāng guǎn
ultrasound	超声	Chāoshēng
urgency of micturition	尿急	Niào jí
urinary incontinence	尿失禁	Niào shījìn
urticaria	荨麻疹	Xún mázhěn
Valvular heart disease	心脏瓣膜病	Xīnzàng bànmó bìng
vasculitis	血管炎	xuěguǎn yán
vena contracta width(cm)	缩脉	Suō mài
venous drainage	静脉回流	Jìngmài huíliú
ventricuar outflow tract	心室流出道	Xīnshì liúchū dào

Ventricular rhythms	室性心律	Shì xìng xīnlǜ
Ventricular septal defects	室间隔缺损	Shì jiàngé quēsǔn
visual loss	视力丧失	Shìlì sàngshī
weight loss	体重减轻	Tǐzhòng jiǎnqīng
wheeze	喘息	Chuǎnxī
wolf-parkinson-white syndrome	WPS 综合征	WPS zònghé zhēng

This page was intentionally left blank

心外科常用词

Chapter 4: Common heart diseases and related terms

第四章：常见心脏病及相关词

English	中文	Pinyin
MITRAL VALVE	二尖瓣	èr jiān bàn
acute severe mitral regurgitation (ASMR)	急性重度二尖瓣关闭不全	jí xìng zhòng dù èr jiān bàn guān bì bú quán
acute surgical complications	术后急性并发症	shù hòu jí xìng bìng fā zhèng
annular dilatation	瓣环扩大	bàn huán kuò dà
anterior leaflet (AL)	前瓣叶	qián bàn yè
atrial fibrillation (AF)	心房颤动	xīn fáng chàn dòng
bicaval cannulation	双腔插管	shuāng qiāng chā guǎn
bioprosthetic valve	生物瓣膜	shēng wù bàn mó
C reactive protein	C 反应蛋白	C fǎn yīng dàn bái
calcification	钙化	gài huà
chordae tendinae	腱索	jiàn suǒ
chordal shortening	腱索缩短	jiàn suǒ suō duǎn
commissural fusion	瓣膜交接融合	bàn mó jiāo jiē róng hé
degenerative mitral regurgitation	退行性二尖瓣反流	tuì xíng xìng èr jiān bàn fǎn liú
embolus	栓塞	shuān sāi
erythrocyte sedimentation rate (ESR)	红细胞沉降率	hóng xì bāo chén jiàng lǜ
excessive leaflet motion	瓣叶过度活动	bàn yè guò dù huó dòng
femoral artery cannulation	股动脉插管	gǔ dòng mài chā guǎn
femoral vein cannulation	股静脉插管	gǔ jìng mài chā guǎn

Common terms in cardiac surgery

English	中文	Pinyin
heart vent	心内引流	xīn nèi yǐn liú
ischemic mitral regurgitation (IMR)	缺血性二尖瓣反流	quē xuè xìng èr jiān bàn fǎn liú
leaflet fibrosis	瓣叶纤维化	bàn yè xiān wéi huà
leaflet prolapse	瓣叶脱垂	bàn yè tuō chuí
left atrial enlargement	左心房扩大	zuǒ xīn fáng kuò dà
left ventricular dysfunction	左室功能障碍	zuǒ shì gōng néng zhàng ài
Left ventricular remodeling	左心室重建	zuǒ xīn shì chóng jiàn
mechanical valve	机械瓣膜	jī xiè bàn mó
median sternotomy	胸部正中切口	xiōng bù zhèng zhōng qiē kǒu
mild stenosis	轻度狭窄	qīng dù xiá zhǎi
mini right thoracotomy	右侧小切口	yòu cè xiǎo qiē kǒu
mitral commissurotomy	二尖瓣交界分离术	èr jiān bàn jiāo jiè fèn lí shù
mitral P wave	二尖瓣型 P 波	èr jiān bàn xíng P bō
mitral regurgitation	二尖瓣反流	èr jiān bàn fǎn liú
mitral stenosis (MS)	二尖瓣狭窄	èr jiān bàn xiá zhǎi
mitral valve repair	二尖瓣修补术	èr jiān bàn xiū bǔ shù
mitral valve replacement	二尖瓣置换术	èr jiān bàn zhì huàn shù
mitral valvuloplasty	二尖瓣成形术	èr jiān bàn chéng xíng shù
moderate stenosis	中度狭窄	zhōng dù xiá zhǎi
operative risk	手术风险	shǒu shù fēng xiǎn

English	中文	Pinyin
papillary muscles	乳头肌	rǔ tóu jī
patient factors	病人因素	bìng rén yīn sù
pear shaped heart	梨形心	lí xíng xīn
percutaneous balloon valvuloplasty	经皮球囊瓣膜成形术	jīng pí qiú náng bàn mó chéng xíng shù
perioperative echocardiogram	术中超声	shù zhōng chāo shēng
posterior leaflet (PL)	后瓣叶	hòu bàn yè
pulmonary congestion	肺部淤血	fèi bù yū xuè
quality of life	生活质量	shēng huó zhì liàng
restricted leaflet motion	瓣叶活动受限	bàn yè huó dòng shòu xiàn
rheumatic fever	风湿热	fēng shī rè
rheumatic valvular disease	风湿性瓣膜性心脏病	fēng shī xìng bàn mó xìng xīn zàng bìng
right axis deviation	心电轴右偏	xīn diàn zhóu yòu piān
severe stenosis	重度狭窄	zhòng dù xiá zhǎi
structural valve dysfunction (SVD)	结构性瓣膜功能障碍	jié gòu xìng bàn mó gōng néng zhàng ài
symptomatic left ventricular dysfunction	伴有症状的左心功能障碍	bàn yǒu zhèng zhuàng de zuǒ xīn gōng néng zhàng ài
technical mistakes	技术错误	jì shù cuò wù
thickening	增厚	zēng hòu
thrombus	血栓	xuè shuān
transvalvular gradient	跨瓣压差	kuà bàn yā chā

Common terms in cardiac surgery

English	Chinese	Pinyin
AORTIC VALVE	主动脉瓣	zhǔ dòng mài bàn
"water-hammer" (corrigan) pulses	水冲脉	shuǐ chōng mài
afterload	后负荷	hòu fù hé
angina pectoris	心绞痛	xīn jiǎo tòng
anticoagulants	抗凝药物	kàng níng yào wù
aortic regurgitation	主动脉瓣反流	zhǔ dòng mài bàn fǎn liú
aortic valve stenosis	主动脉瓣狭窄	zhǔ dòng mài bàn xiá zhǎi
assess ventricular function	评估心室功能	píng gū xīn shì gōng néng
Austin-Flint murmur	滚桶样杂音	gǔn tǒng yàng zá yīn
bicuspid valve abnormality	二瓣畸形	èr bàn jī xíng
blowing crescendo-decrescendo murmur	递增吹风样杂音	dì zēng chuī fēng yàng zá yīn
boot-shaped heart	靴型心	xuē xíng xīn
calcification of aortic valve	主动脉瓣钙化	zhǔ dòng mài bàn gài huà
chest pain	胸痛	xiōng tòng
concentric hypertrophy	向心性肥厚	xiàng xīn xìng féi hòu
contraindications	禁忌症	jìn jì zhèng
coronary blood flow	冠状动脉血流	guàn zhuàng dòng mài xuě liú
decompensated heart failure	失代偿期心力衰竭	shī dài cháng qī xīn lì shuāi jié
degree of stenosis	狭窄程度	xiá zhǎi chéng dù
dental disease	牙齿疾病	yá chǐ jí bìng

English	中文	Pinyin
diastolic dysfuction	舒张功能障碍	shū zhāng gōng néng zhàng ài
Durozier's sign	股动脉杂音	gǔ dòng mài zá yīn
effective valve orifice area	有效瓣口面积	yǒu xiào bàn kǒu miàn jī
end-to-side suturing	端侧吻合	duān cè wěn hé
fatigue	乏力	fá lì
femoral artery pistol shots	股动脉枪击音	gǔ dòng mài qiāng jī yīn
femoral artery pistol shots	股动脉枪击音	gǔ dòng mài qiāng jī yīn
fluttering of the anterior MV leaflet	二尖瓣前叶飘起	èr jiān bàn qián yè piāo qǐ
heart failure	心力衰竭	xīn lì shuāi jié
heaving apex pulse	抬举性搏动	tái jǔ xìng bó dòng
hypoperfusion	低灌注	dī guàn zhù
indications	适应症	shì yīng zhèng
inverted T wave	T 波倒置	T bō dǎo zhì
left ventricular compliance	左室顺应性	zuǒ shì shùn yīng xìng
left ventricular function	左心室功能	zuǒ xīn shì gōng néng
marfan syndrome	马方综合症	mǎ fāng zōng hé zhèng
mean gradient	平均压差	píngjūn yā chà
medical therapy	药物治疗	yào wù zhì liáo
palpitations	心悸	xīn jì
preload	前负荷	qián fù hé
prosthetic valve endocarditis (PVE)	植入瓣膜心内膜炎	zhí rù bàn mó xīn nèi mó yán
pulmonary	肺循环	fèi xún huán

Common terms in cardiac surgery

circulation		
radiation to apex	向心尖部传导	xiàng xīn jiān bù chuán dǎo
radiation to both carotid arteries	向颈动脉传导	xiàng jǐng dòng mài chuán dǎo
septal hypertrophy	室间隔肥厚	shì jiān gé féi hòu
Signs	体征	tǐ zhēng
surgical intervention	手术干预	shǒu shù gàn yù
symptoms	症状	zhèng zhuàng
syncope	晕厥	yūn jué
systemic circulation	体循环	tǐ xún huán
systolic dysfunction	收缩功能障碍	shōu suō gōng néng zhàng ài
TRICUSPID VALVE	三尖瓣	sān jiān bàn
bicuspidization	二瓣化成形术	èr bàn huà chéng xíng shù
Carpentier ring annuloplasty	Carpentier 瓣环成形术	bàn huán chéng xíng shù
DeVega suture annuloplasty	DeVega 瓣环成形术	bàn huán chéng xíng shù
hepatic dysfunction	肝功能障碍	gān gōng néng zhàng ài
hepatojugular reflex	肝颈静脉反流	gān jǐng jìng mài fǎn liú
pneumonia	肺炎	fèi yán
positive blood culture	学培养阳性	xué péi yǎng yáng xìng
pulsatile liver	肝区波动感	gān qū bō dòng gǎn
pyrexia	发热	fā rè
structural	器质性	qì zhì xìng
trauma	创伤	chuàng shāng

Common terms in cardiac surgery

English	中文	Pinyin
Tumor	肿瘤	zhǒng liú
valvular vegetations	瓣膜赘生物	bàn mó zhuì shēng wù
AORTA	主动脉	zhǔ dòng mài
aneurysmal dilatation	瘤样扩张	liú yàng kuò zhāng
aortic annulus	主动脉环	zhǔ dòng mài huán
aortic dilatation	主动脉扩张	zhǔ dòng mài kuò zhāng
aortic rupture	主动脉破裂	zhǔ dòng mài pò liè
asymptomatic	无症状	wú zhèng zhuàng
at the time of presentation	就诊时	jiù zhěn shí
Bentall procedure	升主动脉主动脉瓣置换和冠状动脉开口移植术	shēng zhǔ dòng mài zhǔ dòng mài bàn zhì huàn hé guàn zhuàng dòng mài kāi kǒu yí zhí shù
cerebral protection	脑保护	nǎo bǎo hù
chronic dissection	慢性夹层	màn xìng jiá céng
clot formation	血栓形成	xuě shuān xíng chéng
connective tissue disease (CTD)	结缔组织病	jić dì zǔ zhī bìng
coronary ostia reimplantation	冠状动脉开口移植术	guàn zhuàng dòng mài kāi kǒu yí zhí shù
diameter	直径	zhí jìng
elastic fibres	弹力纤维	dàn lì xiān wéi
enhanced CT	增强 CT	zēng qiáng CT

心外科常用词

Common terms in cardiac surgery

English	中文	Pinyin
false aortic aneurysm	假性主动脉瘤	jiǎ xìng zhǔ dòng mài liú
Fatal	致命	zhì mìng
aneurysmal dilatation	瘤样扩张	liú yàng kuò zhāng
aortic annulus	主动脉环	zhǔ dòng mài huán
aortic dilatation	主动脉扩张	zhǔ dòng mài kuò zhāng
aneurysmal dilatation	瘤样扩张	liú yàng kuò zhāng
aortic valve annulus	主动脉瓣环	zhǔ dòng mài bàn huán
neurologic injury	神经系统损伤	shén jīng xì tǒng sǔn shāng
paraplegia	截瘫	jié tān
radiating pain	放射性疼痛	fàng shè xìng téng tòng
renal failure	肾衰竭	shèn shuāi jié
respiratory dysfunction	呼吸功能不全	hū xī gōng néng bú quán
sino-tubular junction (STJ)	窦管交界	dòu guǎn jiāo jiè
smooth muscle cells	平滑肌细胞	píng huá jī xì bāo
sterile operative field	无菌术野	wú jūn shù yě
thoracic aortic aneurysm	胸主动脉瘤	xiōng zhǔ dòng mài liú
true aortic aneurysm	真性主动脉瘤	zhēn xìng zhǔ dòng mài liú
coronary artery disease (CAD)	冠心病	guàn xīn bìng

心外科常用词

Common terms in cardiac surgery

English	Chinese	Pinyin
acute margical branch (AM)	锐缘支	ruì yuán zhī
asymptomatic coronary artery disease	无症状型冠心病	wú zhèng zhuàng xíng guàn xīn bìng
atherosclerosis	动脉粥样硬化	dòng mài zhōu yàng yìng huà
bilateral internal mammary artery (BIMA)	双侧乳内动脉	shuāng cè rǔ nèi dòng mài
conduction abnormality	传导障碍	chuán dǎo zhàng ài
consult	会诊	huì zhěn
coronary artery	冠状动脉	guàn zhuàng dòng mài
coronary artery bypass grafting (CABG)	冠状动脉旁路移植术	guàn zhuàng dòng mài páng lù yí zhí shù
coronary artery disease (CAD)	冠状动脉粥样硬化性心脏病	guàn zhuàng dòng mài zhōu yàng yìng huà xìng xīn zāng bìng
diabetes mellitus (DM)	糖尿病	táng niào bìng
Diagonal branch (D)	对角支	duì jiǎo zhī
diameter	直径	zhí jìng
dyslipedemia	血脂异常	xuě zhī yì cháng
exertional angina	劳累性心绞痛	láo lèi xìng xīn jiǎo tòng
free mammary artery graft	游离乳内动脉桥	yóu lí rǔ nèi dòng mài qiáo
golden standard	金标准	jīn biāo zhǔn

Common terms in cardiac surgery

English	Chinese	Pinyin
great saphenous vein (GSV)	大隐静脉	dà yǐn jìng mài
heart rhythm	心律	xīn lǜ
hypertension	高血压病	gāo xuě yā bìng
inverted T wave	T波倒置	T bō dǎo zhì
ischemic cardiomyopathy related coronary artery disease	缺血性心肌病型冠心病	quē xuě xìng xīn jī bìng xíng guàn xīn bìng
left anterior descending (LAD)	左前降支	zuǒ qián jiàng zhī
left circumflex artery (LCX)	左回旋支	zuǒ huí xuán zhī
left internal mammary artery (LIMA)	左侧乳内动脉	zuǒ cè rǔ nèi dòng mài
left main (LM)	左主干	zuǒ zhǔ gàn
long-term patency	远期通畅率	yuǎn qī tōng chàng lǜ
low molecular weight heparin	低分子量肝素	dī fèn zǐ liàng gān sù
Lumen	管腔	guǎn qiāng
mini thoracotomy off pump coronary artery bypass grafting	小切口心脏不停跳冠状动脉旁路移植术	xiǎo qiē kǒu xīn zāng bú tíng tiào guàn zhuàng dòng mài páng lù yí zhí shù
myocardial fibrosis	心肌纤维化	xīn jī xiān wéi huà
obesity	肥胖症	féi pàng zhèng
obtuse marginal branch (OM)	顿缘支	dùn yuán zhī
off-pump coronary	非体外循环冠状	fēi tǐ wài xún huán guàn zhuàng dòng

Common terms in cardiac surgery

English	中文	Pinyin
artery bypass grafting (OPCAB)	动脉旁路移植术	mài páng lù yí zhí shù
omentum artery	胃网膜动脉	wèi wǎng mó dòng mò
pathological Q wave	病理性 Q 波	bìng lǐ xìng Q bō
posterior descending artery (PDA)	后降动脉（支）	hòu jiàng dòng mài （zhī）
radial artery	桡动脉	ráo dòng mài
radiating pain	放射痛	fàng shè tòng
retrosternal pain	胸骨后疼痛	xiōng gǔ hòu téng tòng
right coronary artery (RCA)	右冠状动脉	yòu guàn zhuàng dòng mài
robot-assisted	机器人辅助	jī qì rén fǔ zhù
saphenous vein graft (SVG)	大隐静脉桥	dà yǐn jìng mài qiáo
septal branch (S)	间隔支	jiān gé zhī
serum enzymes	血清酶	xuě qīng méi
smoking	吸烟	xī yān
spontaneous angina	自发性心绞痛	zì fā xìng xīn jiǎo tòng
ST segment depression	ST 段压低	ST duàn yā dī
stable angina	稳定性心绞痛	wěn dìng xìng xīn jiǎo tòng
Stop	停用	tíng yòng
subcutaneous injection	皮下注射	pí xià zhù shè
unstable angina	不稳定性心绞痛	bú wěn dìng xìng xīn jiǎo tòng

vasospasm	血管痉挛	xuě guǎn jìng luán
HEART TRANSPLANT	心脏移植	xīn zāng yí zhí
active infection	活动性感染	huó dòng xìng gǎn rǎn
AIDS	艾滋病	ài zī bìng
brain death	大脑死亡	dà nǎo sǐ wáng
cardiomyopathy	心肌病	xīn jī bìng
central venous pressure	中心静脉压	zhōng xīn jìng mài yā
chronic rejection reaction	慢性排异反应	màn xìng pái yì fǎn yīng
cyclosporin	环孢素	huán bāo sù
denervation of transplanted heart	移植心脏去神经	yí zhí xīn zāng qù shén jīng
donor heart preservation fluid	供心保存液	gòng xīn bǎo cún yè
ejection fraction	射血分数	shè xuě fèn shù
end-stage cardiomyopathy	晚期心脏病	wǎn qī xīn zāng bìng
human lymphocyte toxin antibody	人类淋巴细胞毒素抗体	rén lèi lín bā xì bāo dú sù kàng tǐ
immuno suppressants	免疫抑制剂	miǎn yì yì zhì jì
in situ heart transplant	原位心脏移植	yuán wèi xīn zāng yí zhí
incised edges of the heart	心脏切除缘	xīn zāng qiē chú yuán
maintenance dose	维持量	wéi chí liàng
malignant tumor	恶性肿瘤	è xìng zhǒng liú
mental state	精神状态	jīng shén zhuàng tài
monoclonal	单克隆抗体	dān kè lóng kàng tǐ

antibodies		
myocardial biopsy	心肌活检	xīn jī huó jiǎn
prednisolone	波尼松龙	bō ní sōng lóng
pulmonary vascular resistance	肺血管阻力	fèi xuè guǎn zǔ lì
reduce dosage	减量	jiǎn liàng
refractory ventricular arrythmias	顽固性室性心律失常	wán gù xìng shì xìng xīn lǜ shī cháng
rejection reaction	排异反应	pái yì fǎn yīng
renal failure	肾衰竭	shèn shuāi jié
ringer's solution	林格液	lín gé yè
spread by hand	手的传播	shǒu de chuán bō
sterile quarantine	无菌隔离	wú jun gé lí
super acute rejection reaction	超级性排异反应	chāo jí xìng pái yì fǎn yīng
swan ganz catheter	swan-ganz 导管	swan-ganz dǎo guǎn
ultra violet light disinfection	紫外线消毒	zǐ wài xiàn xiāo dú
vital signs	生命体征	shēng mìng tǐ zhēng
yearly survival rate	年生存率	nián shēng cún lǜ
CONGENITAL HEART DISEASE	先天性心脏病	xiān tiān xìng xīn zāng bìng
aortic arch	主动脉弓	zhǔ dòng mài gōng
aortic override	主动脉骑跨	zhǔ dòng mài qí kuà
aortic regurgitation	主动脉瓣反流	zhǔ dòng mài bàn fǎn liú
arrythmia	心律失常	xīn lǜ shī cháng
atrial septal defect	房间隔缺损	fáng jiān gé quē

English	中文	Pinyin
(ASD)		sǔn
bicuspid valve	二叶瓣	èr yè bàn
boot-shaped heart	靴型心	xuē xíng xīn
branch pulmonary artery	肺动脉分支	fèi dòng mài fèn zhī
catheterization laboratory	导管室	dǎo guǎn shì
clubbing	杵状指	chǔ zhuàng zhǐ
complete atrioventricular block	完全性房室传导阻滞	wán quán xìng fáng shì chuán dǎo zǔ zhì
conduction bundle	传导束	chuán dǎo shù
conduction system	传导系统	chuán dǎo xì tǒng
coronary sinus (CoS)	冠状静脉窦	guàn zhuàng jìng mài dòu
cyanosis	发绀	fā gàn
degree	程度	chéng dù
Ductus	导管	dǎo guǎn
failure to thrive	发育不良	fā yù bú liáng
hypoxia	缺氧	quē yǎng
increased pulmonary vascular markings	肺动脉影增粗	fèi dòng mài yǐng zēng cū
inferior sinus venosus	下腔型	xià qiāng xíng
inlet type	漏斗部缺损	lòu dòu bù quē sǔn
koch triangle	koch 三角	koch sān jiǎo
leaflet prolapse	瓣膜脱垂	bàn mó tuō chuí
left atrial dilatation	左心房扩大	zuǒ xīn fáng kuò dà
left lung	左肺	zuǒ fèi
left ventricular	左心室扩大	zuǒ xīn shì kuò dà

Common terms in cardiac surgery

English	中文	Pinyin
dilatation		
left-to-right shunting	左向右分流	zuǒ xiàng yòu fèn liú
ligation of ductus arteriosus	动脉导管结扎	dòng mài dǎo guǎn jié zhā
machinery-like murmur	机器样杂音	jī qì yàng zá yīn
main pulmonary artery	肺动脉主干	fèi dòng mài zhǔ gàn
muscular septal defect	肌部缺损	jī bù quē sǔn
ostium primum-type	原发孔型	yuán fā kǒng xíng
ostium secundum-type	继发孔型	jì fā kǒng xíng
paradoxical emboli	反常血栓	fǎn cháng xuě shuān
patch closure	补片缝合	bǔ piàn féng hé
patent ductus arteriosus (PDA)	动脉导管未闭	dòng mài dǎo guǎn wèi bì
patent foramen ovale (PFO)	卵圆孔未闭	luǎn yuán kǒng wèi bì
percutaneous closure	经皮封闭	jīng pí fēng bì
perimembranous (PM) type	膜周部缺损	mó zhōu bù quē sǔn
phrenic nerve	膈神经	gé shén jīng
poor feeding	喂养困难	wèi yǎng kùn nán
posterolateral thoracotomy	左后外侧切口	zuǒ hòu wài cè qiē kǒu
preserve	保留	bǎo liú
primary closure	直接缝合	zhí jiē féng hé

English	中文	Pinyin
prostaglandin E (PGE)	前列腺素 E	qián liè xiàn sù E
pulmonary artery	肺动脉	fèi dòng mài
pulmonary artery concavity	肺动脉段凹陷	fèi dòng mài duàn āo xiàn
pulmonary artery stenosis	肺动脉狭窄	fèi dòng mài xiá zhǎi
pulmonary edema	肺水肿	fèi shuǐ zhǒng
pulmonary hypertension	肺动脉高压	fèi dòng mài gāo yā
pulmonary perfusion	肺灌注	fèi guàn zhù
pulmonary valve	肺动脉瓣	fèi dòng mài bàn
pulmonary valve annulus	肺动脉瓣瓣环	fèi dòng mài bàn bàn huán
recurrent lanryngeal nerve	后返神经	hòu fǎn shén jīng
recurrent respiratory infections	反复呼吸道感染	fǎn fù hū xī dào gǎn rǎn
right ventricular hypertrophy	右心室肥大	yòu xīn shì féi dà
right ventricular outflow tract (RVOT) obstruction	右室流出道梗阻	yòu shì liú chū dào gěng zǔ
right ventricular outflow tract reconstruction	右室流出道重建	yòu shì liú chū dào zhòng jiàn
severity	严重性	yán zhòng xìng
superior sinus venosus	上腔型	shàng qiāng xíng
tachypnea	气急	qì jí

Common terms in cardiac surgery

English	Chinese	Pinyin
tetralogy of falot (TOF)	法洛四联症	fǎ luò sì lián zhèng
transatrial approach	右心房切口	yòu xīn fáng qiē kǒu
transpulmonary artery approach	肺动脉切口	fèi dòng mài qiē kǒu
transventricular approach	右心室切口	yòu xīn shì qiē kǒu
tricuspid regurgitation	三尖瓣反流	sān jiān bàn fǎn liú
tricuspid stenosis	三尖瓣狭窄	sān jiān bàn xiá zhǎi
tricuspid valve	三叶瓣	sān yè bàn
vagus nerve	迷走神经	mí zǒu shén jīng
ventricular septal defect (VSD)	室间隔缺损	shì jiān gé quē sǔn
video assisted thoracoscopic (VATS) hemoclip occlusion	胸腔镜钳闭术	xiōng qiāng jìng qián bì shù

Chapter 5: cardiopulmonary bypass and myocardial protection

第五章：体外循环及心机保护

English	Chinese	Pinyin
air bubble	气泡	qì pào
arterial adventitia	动脉外膜	dòng mài wài mó
arterial cannulation	动脉插管	dòng mài chā guǎn
ascending aorta	升主动脉	shēng zhǔ dòngmài
Assist	协助	xié zhù
assist circulation	辅助循环	fǔ zhù xún huán
axillary artery	腋动脉	yè dòng mài
cardiogram assisted deairation	心动图指导排气	xīn dòng tú zhǐ dǎo pái qì
cool blood	血液降温	xuè yè jiàng wēn
core temerature	核心温度	hé xīn wēn dù
coronary blood supply	冠脉供血	guàn mài gòng xuě
cross-clamp ascending aorta	钳夹升主动脉	qián jiá shēng zhǔ dòng mài
crushed ice	冰屑	bīng xiè
dark red blood	暗紫血	àn zǐ xuě
Deair	排气	pái qì
deairing through aortic root using suction	根部吸引排气	gēn bù xī yǐn pái qì
decannulation	拔除插管	bá chú chā guǎn
defibrillation	心脏除颤	xīn zāng chú chàn
direct coronary artery cardioplegia perfusion	直接经冠脉开口灌注心停搏液	zhí jiē jīng guàn mài kāi kǒu guàn zhù xīn tíng bó yè
direct current	直流电	zhí liú diàn
drainage tubes	引流管	yǐn liú guǎn
dual stage atriocaval cannula	腔房二极引流管	qiāng fáng èr jí yǐn liú guǎn

Common terms in cardiac surgery

English	Chinese	Pinyin
electric shock defibrillation	电击除颤	diàn jī chú chàn
Expose	显露	xiǎn lù
heart metabolism	心脏代谢	xīn zāng dài xiè
hemostasis	止血	zhǐ xuě
hemostat	止血器	zhǐ xuě qì
heparinization (whole body)	全身肝素化	quán shēn gān sù huà
hepatic venous return	肝静脉回流	gān jìng mài huí liú
ice cold saline	冰盐水	bīng yán shuǐ
impeded drainage	引流不畅	yǐn liú bú chàng
inflate lungs	膨肺	péng fèi
left heart vent cannulation	左心引流插管	zuǒ xīn yǐn liú chā guan
mattress suture	褥式缝合	rù shì féng hé
Media	中层组织	zhōng céng zǔ zhī
modified ultrafiltration	改良超滤	gǎi liáng chāo lǜ
nasopharyngeal temperature	鼻咽温度	bí yān wēn dù
neautralize heparin	中和肝素	zhōng hé gān sù
nosocomical micro air emboli	医源性微气栓	yī yuán xìng wēi qì shuān
protamine	鱼精蛋白	yú jīng dàn bái
purse-string suture	荷包缝合	hé bāo féng hé
raised venous pressure	静脉压升高	jìng mài yā shēng gāo
Ratio	比率	bǐ lǜ
recovery of function	功能恢复	gōng néng huī fù

Common terms in cardiac surgery

retrograde perfusion	逆行灌注	nì xíng guàn zhù
re-warm	复温	fù wēn
right auricle	右心耳	yòu xīn ěr
silk thread	丝线	sī xiàn
spontaneous beat	自动复跳	zì dòng fù tiào
stop cardiopulmonary bypass	停止体外循环	tíng zhǐ tǐ wài xún huán
sub xiphoid	剑突下	jiàn tū xià
turn (pump)	转机	zhuǎn jī
unclamp aorta	开放主动脉	kāi fàng zhǔ dòng mài
vena cava umbilical tape	腔静脉套带	qiāng jìng mài tào dài
wean off CPB	撤离体外循环	chè lí tǐ wài xún huán

Chapter 6: ICU and post-surgical complications

第六章：ICU 和术后并发症

English	Chinese	Pinyin
5% glucose solution	5%葡萄糖溶液	5%pú táo táng róng yè
5% sodium carbonate	5%碳酸氢钠	5%tàn suān qīng nà
accelerate fluid re-uptake	促进液体吸收	cù jìn yè tǐ xi shōu
acid base imbalance	酸碱平衡紊乱	suān jiǎn píng héng wěn luàn
actual base	真实碱	zhēn shí jiǎn
acute pulmonary edema	急性肺水肿	jí xìng fèi shuǐ zhǒng
acute respiratory distress syndrome (ARDS)	急性呼吸窘迫综合症	jí xìng hū xī jiǒng pò zōng hé zhèng
Albumin	人学白蛋白	rén xuě bái dàn bái
alveolar re-expansion	肺泡复张	fèi pào fù zhāng
antibiotics	抗生素	kàng shēng sù
arterial blood gas	动脉血气分析	dòng mài xuè qì fèn xī
arterial partial pressure of CO2	动脉二氧化碳分压	dòng mài èr yǎng huà tàn fèn yā
arterial partial pressure of oxygen	动脉氧分压	dòng mài yǎng fèn yā
atelectasis	肺不张	fèi bù zhāng
athetosis	手足徐动	shǒu zú xú dòng
atrial premature contraction	房性期前收缩	fáng xìng qī qián shōu suō
autonomous breathing	自主呼吸	zì zhǔ hū xī
base excess	剩余碱	shèng yú jiǎn

English	中文	Pinyin
bedside chest X-Ray	床旁胸部 X 片	chuáng páng xiōng bù X piàn
blood pressure	血压	yā
blood volume replacement	补充血容量	bǔ chōng xuè róng liàng
bradycardia	心搏缓慢	xīn bó huǎn màn
bradypragia	动作迟钝	dòng zuò chí dùn
butterfly-shaped	蝶翼状	dié yì zhuàng
calcium gluconate	葡萄糖酸钙	pú táo táng suān gài
calculate urinary output	尿量计算	niào liàng jì suàn
cardiopulmonary support	支持心肺功能	zhī chí xīn fèi gōng néng
central venous pressure	中心静脉压	zhōng xīn jìng mài yā
clotting factors	凝血因子	níng xuè yīn zǐ
Coma	昏迷	hūn mí
concentration of inspired oxygen	吸入氧浓度	xī rù yǎng nóng dù
Delirium	谵妄	zhān wàng
edema of vocal cords	声门水肿	shēng mén shuǐ zhǒng
electrolyte balance	电解质平衡	diàn jiě zhì píng héng
face mask assisted ventilation	面罩通气	miàn zhào tōng qì
Fatigue	疲乏无力	pí fá wú lì
flatulence	胃肠胀气	wèi cháng zhàng qì
fresh frozen plasma (FFP)	新鲜冰冻血浆	xīn xiān bīng dòng xuè jiāng
full blood count	血常规	xuè cháng guī

(FBC)		
gas exchange function	换气功能	huàn qì gōng néng
hematocrit	血细胞比容	xuě xì bāo bǐ róng
hemoglobin	血红蛋白	xuě hóng dàn bái
hypokalemia	低血钾	dī xuě jiǎ
hyponatremia	低钠血症	dī nà xuě zhèng
improve ventilatory function	改善通气功能	gǎi shàn tōng qì gōng néng
increase force of myocardial contraction	增加心肌收缩力	zēng jiā xīn jī shōu suō lì
infusing speed	输液速度	shū yè sù dù
inotropic drugs	正性肌力药物	zhèng xìng jī lì yào wù
Insulin	胰岛素	yí dǎo sù
intermittent mandatory ventilation (IMV)	间歇指令通气	jiān xiē zhǐ lìng tōng qì
interstitial edema	组织间质水肿	zǔ zhī jiān zhì shuǐ zhǒng
intra aortic balloon counterpulsation	主动脉球囊反搏	zhǔ dòng mài qiú náng fǎn bó
intravenous drip	静脉滴入	jìng mài dī rù
intubation	气管插管	qì guǎn chā guǎn
left atrial pressure	左心房压力	zuǒ xīn fáng yā lì
loss of appetite	食欲缺乏	shí yù quē fá
low cardiac output syndrome (LCOS)	低心排综合症	dī xīn pái zōng hé zhèng
mediastinum	纵隔	zòng gé
metabolic acidosis	代谢性酸中毒	dài xiè xìng suān

		zhōng dú
metabolism	新陈代谢	xīn chén dài xiè
muscle paralysis	肌肉瘫痪	jī ròu tān huàn
muscle relaxants	肌松剂	jī sōng jì
muscle spasm	肌肉痉挛	jī ròu jìng luán
myasthenia	肌无力	jī wú lì
organ perfusion	器官灌注	qì guān guàn zhù
osmotic pressure	胶体渗透压	jiāo tǐ shèn tòu yā
P wave disappearance	P波消失	P bō xiāo shī
paralytic ileus	麻痹性肠梗阻	má bì xìng cháng gěng zǔ
perfusion lung	灌注肺	guàn zhù fèi
peripheral oxygen saturation	末梢氧饱和度	mò shāo yǎng bǎo hé dù
permeability of capillaries	毛细血管通透性	máo xì xuě guǎn tōng tòu xìng
platelets	血小板	xuě xiǎo bǎn
pleural effusion	胸腔积液	xiōng qiāng jī yè
positive airflow	正压气流	zhèng yā qì liú
positive end expiratory pressure (PEEP)	呼气末正压	hū qì mò zhèng yā
post-operative recovery	术后恢复	shù hòu huī fù
potassium sparing diuretics	保钾性利尿剂	bǎo jiǎ xìng lì niào jì
pressure supported respiration	压力支持呼吸	yā lì zhī chí hū xī
pulmonary compliance	肺顺应性	fèi shùn yīng xìng

English	Chinese	Pinyin
red blood cell suspension	红细胞悬液	hóng xì bāo xuán yè
reduce exudation	减少渗出	jiǎn shǎo shèn chū
regular sputum aspiration	定期吸痰	dìng qī xī tán
repiratory work	呼吸做功	hū xī zuò gōng
respiration control	控制呼吸	kòng zhì hū xī
respiratory acidosis	呼吸性酸中毒	hū xī xìng suān zhōng dú
respiratory alkalosis	呼吸性碱中毒	hū xī xìng jiǎn zhōng dú
respiratory tract secretions	呼吸道分泌物	hū xī dào fèn mì wù
restlessness	烦躁不安	fán zào bú ān
serum electrolytes	血清电解质	xuě qīng diàn jiě zhì
standard base	标准碱	biāo zhǔn jiǎn
stored blood	库血	kù xuě
synchronized intermittent mandatory ventilation (SIMV)	同步间歇指令通气	tóng bù jiān xiē zhǐ lìng tōng qì
thick secretions	分泌物粘稠	fèn mì wù nián chóu
tidal volume	潮气量	cháo qì liàng
tracheostomy	气管切开	qì guǎn qiē kāi
ventilation per minute	分钟通气量	fèn zhōng tōng qì liàng
ventilation to perfusion ratio	通气和灌注比例	tōng qì hé guàn zhù bǐ lì
ventilator assisted respiration	呼吸机辅助呼吸	hū xī jī fǔ zhù hū xī
volume of blood loss	失血量	shī xuè liàng

warming the respiratory tract	呼吸道加温	hū xī dào jiā wēn
abnormal order of excitement	激动次序异常	jī dòng cì xù yì cháng
acute pulmonary edema	急性肺水肿	jí xìng fèi shuǐ zhǒng
acute respiratory failure	急性呼吸衰竭	jí xìng hū xī shuāi jié
air embolus	气栓	qì shuān
antacid therapy	抗酸治疗	kàng suān zhì liáo
atrial fibrillation	心房颤动	xīn fáng chàn dòng
atrial flutter	心房扑动	xīn fáng pū dòng
atrioventricular block	房室传导阻滞	fáng shì chuán dǎo zǔ zhì
bedside echocardiogram	床旁超声心动图	chuáng páng chāo shēng xīn dòng tú
blood clot	血块	xuě kuài
blood lactose level	血乳酸水平	xuě rǔ suān shuǐ píng
bone marrow edges	骨髓缘	gǔ suǐ yuán
brady-arrythmias	缓慢性心律失常	huǎn màn xìng xīn lǜ shī cháng
bronchal spasm	支气管痉挛	zhī qì guǎn jìng luán

cardiac arrythmias	心律失常	xīn lǜ shī cháng
cardiac index	心脏指数	xīn zāng zhǐ shù
cardiac tamponade	心脏压赛	xīn zāng yā sài
cerebral embolism	脑栓赛	nǎo shuān sài
cerebral ischemia	脑缺血	nǎo quē xuě
closed lavage	封闭式灌洗法	fēng bì shì guàn xǐ fǎ
coagulation disorders	凝血机制紊乱	níng xuě jī zhì wěn luàn
Coma	昏迷	hūn mí
complications	并发症	bìng fā zhèng
comprehensive analysis	综合分析	zōng hé fèn xī
compression of myocardial tissue	压迫心肌组织	yā pò xīn jī zǔ zhī
conductive speed	传导速度	chuán dǎo sù dù
conductive tissue edema	传导组织水肿	chuán dǎo zǔ zhī shuǐ zhǒng
continuous arteriovenous blood filtration	连续性动静脉血液滤过	lián xù xìng dòng jìng mài xuě yè lǜ guò

continuous renal replacement therapy (CRRT)	连续性肾替代治疗	lián xù xìng shèn tì dài zhì liáo
continuous venous blood filtration	连续性静脉血液滤过	lián xù xìng jìng mài xuě yè lǜ guò
convulsion	抽搐	chōu chù
delayed cardiac tamponade	迟发性心脏压赛	chí fā xìng xīn zāng yā sài
Delirium	精神错乱	jīng shén cuò luàn
Dialysis	透析治疗	tòu xī zhì liáo
dilate veins	扩张静脉	kuò zhāng jìng mài
double capsule triple lumen catheter compression hemostasis	双囊三腔管压迫止血	shuāng náng sān qiāng guǎn yā pò zhǐ xuě
drooping legs	双腿下垂	shuāng tuǐ xià chuí
esophageal hemorrhage	上消化道出血	shàng xiāo huà dào chū xuě
extracorporeal membrane oxygenation (EMO)	体外膜肺	tǐ wài mó fèi
gastroscopy assisted treatment	胃镜下治疗	wèi jìng xià zhì liáo
hematemesis	呕血	ǒu xuě

English	中文	Pinyin
hemodynamics	血流动力学	xuě liú dòng lì xué
hydropneumothorax	液气胸	yè qì xiōng
incomplete hemostasis	止血不彻底	zhǐ xuě bú chè dǐ
intermittent blood dialysis	间歇性血液透析	jiān xiē xìng xuě yè tòu xī
intracranial hemorrhage	颅脑出血	lú nǎo chū xuě
irregular pulse	奇脉	qí mài
mediastinal hemorrhage	纵隔出血	zòng gé chū xuě
mediastinitis	纵隔感染	zòng gé gǎn rǎn
medical therapy to stop bleeding	药物止血	yào wù zhǐ xuě
meniscus level	液平面	yè píng miàn
multiple organ dysfunction	多器官功能衰竭	duō qì guān gōng néng shuāi jié
muscle flap fill	肌瓣充填法	jī bàn chōng tián fǎ
neurological complications	神经系统并发症	shén jīng xì tǒng bìng fā zhèng
non-palpable beats	搏动消失	bó dòng xiāo shī
Oliguria	少尿症	shǎo niào zhèng

English	中文	Pinyin
open drainage	开放引流法	kāi fàng yǐn liú fǎ
paleness	脸色苍白	liǎn sè cāng bái
pericardial decompression	心包减压	xīn bāo jiǎn yā
pericardiocentesis	心包穿刺	xīn bāo chuān cì
peripheral vascular resistance	周围血管阻力	zhōu wéi xuè guǎn zǔ lì
peritoneal dialysis	腹膜透析	fù mó tòu xī
pleural cavity	胸腔	xiōng qiāng
Polyuria	多尿症	duō niào zhèng
post operative monitoring	术后监护	shù hòu jiān hù
premature ventricular beats	室性期前收缩	shì xìng qī qián shōu suō
pulmonary artery wedge pressure	肺小动脉楔压	fèi xiǎo dòng mài xiē yā
pulmonary hypertensive crisis	肺动脉高压危象	fèi dòng mài gāo yā wēi xiàng
rapid atrial fibrillation	快速房颤	kuài sù fáng chàn
Rate	频率	pín lǜ
recovery period	恢复期	huī fù qī

re-explorative thoracotomy for hemostasis	二次开胸止血	èr cì kāi xiōng zhǐ xuě
renal failure	肾衰竭	shèn shuāi jié
Rhythm	节律	jiē lǜ
sedative and analgesic treatment	镇静止痛治疗	zhèn jìng zhǐ tòng zhì liáo
sinus tachycardia	窦性心动过速	dòu xìng xīn dòng guò sù
site of origin	起源部位	qǐ yuán bù wèi
squeeze drainage tubes	挤压引流管	jǐ yā yǐn liú guǎn
stress induced ulcer	应激性溃疡	yīng jī xìng kuì yáng
supraventricular tachycardia	陈发性室上性心动过速	chén fā xìng shì shàng xìng xīn dòng guò sù
surgery induced injury	手术损伤	shǒu shù sǔn shāng
thoracotomy for hemostasis	开胸止血	kāi xiōng zhǐ xuě
tissue debris	组织碎片	zǔ zhī suì piàn
treatment plan	治疗方案	zhì liáo fāng àn
uremia	尿毒症	niào dú zhèng

vasoactive drugs	血管活性药	xuě guǎn huó xìng yào
venous drainage	静脉回流	jìng mài huí liú
ventricular fibrillation	心室纤颤	xīn shì xiān chàn
weak pulse	脉搏频弱	mài bó pín ruò

Tables

表格

Effect on 靶点效应	Beta Blocker β受体阻滞剂	Calcium Antagonist 钙通道阻滞剂	Oral nitrate 口服硝甘类
Heart Rate 心率	↓	↑↓	↑
Diastolic filling of coronary arteries 舒张期冠脉血流	↑	—	—
Blood Pressure 血压	↓↓	↓↓	—
Rate pressure product 心率收缩压乘积	↓	—[a]	—
Relief of Angina 缓解心绞痛	Yes	Yes	Variable
Blood flow(subendocardial ischemic area)[b] 血流(心内膜下心肌缺血区)	↑	↓	Variable
First line treatment for angina pectoris 心绞痛一线治疗	Yes	No	No
Prevention of recurrent ventricular fibrillation 防止复发性室颤	Proven	No	No
Prevention of cardiac death 防止心肌死亡	Proven	No	No
Prevention of pain from coronary artery spasm 防止冠脉痉挛导致的疼痛	No	Yes	Variable
Prevention of death in patients with coronary artery spasm 防止因冠脉痉挛导致的死亡	No	No	No

TABLE 1

Note: ↓, *decrease*; ↑, *increase*; —, *no significant change*
[a]RPP variable decrease on exercise, but not significant at rest or on maximal exercise. [b]Distal to organic obstruction

Drugs that may decrease anticoagulant response (减少抗凝反应的药物)
Antacids （抑酸药）
Antihistamines （抗组胺药）
Barbiturates （巴比妥酸类）
Carbamazepine （卡马西平）
Cholestyramine （消胆胺）
Colestipol （降脂宁）
Corticosteroids （糖皮质激素）
Dichloralphenazone （氯醛比林）
Glutethimide （格鲁米特）
Griseofulvin （灰黄毒素）
Oral contraceptives （口服避孕药）
Pheneturide （苯丁酰脲）
Phenytoin （苯妥英）
Primidone （普里米酮）
Rifampicin （利福平）
Vitamins K1 and K2 （维生素 K1 和 K2）

TABLE 2

Common underlying diseases causing Arrhythmias（诱发心律失常的常见疾病）
Ischemic heart disease （缺血性心脏病）
Acute MI （急性心肌梗塞）
Myocardial Ischemia （心肌缺血）
Left ventricular aneurysm （左室壁瘤）
Cardiomyopathies （心肌病）
Rheumatic and other valvular disease （风湿性瓣膜病与其它瓣膜病）
Myocarditis （心肌炎）
Sinus and atrioventricular node diseases （窦房结和房室结疾病）
Bypass tract abnormalities （桥血管异常）
Congenital heart disease （先天性心脏病）
Pulmonary Diseases: all causes of hypoxemia （肺疾病：所有导致低氧血症的疾病）
Endocrine/ Thyrotoxicosis （内分泌疾病/甲状腺毒症）
Hypokalaemia in patients with heart disease and/or concomitant use of antiarrhythmic agents （低钾血症和/或同时使用）

TABLE 3

Underlying causes/risk factors for Atrial fibrillation （诱发房颤的病因/危险因素）

Valvular heart disease （瓣膜性心脏病）
- Mitral valve （二尖瓣）
- Aortic valve （主动脉瓣）
- Pulmonary valve （肺动脉瓣）

Hypertension （高血压）

Heart failure （心力衰竭）

Coronary artery disease (CAD) （冠心病）
- Myocardial infarction （心肌梗塞）
- Unstable angina （不稳定性心绞痛）
- Chronic CAD （慢性冠心病）

Congenital heart disease （先天性心脏病）

WPW syndrome （综合征）

Cardiomyopathies （心肌病）

Pericarditis/Myocarditis （心包炎/心肌炎）
Constrictive pericarditis （缩窄性心包炎）

Cor pulmonale （原发性肺动脉高压）

Pulmonary embolism （肺栓塞）
Pneumothorax （肺气肿）

Sick sinus syndrome(sinus node dysfunction) （病态窦房结综合征）

Extra cardiac （心外）
- Thyrotoxicosis （甲状腺毒症）
- Alcohol （酒精）
- Post thoracotomy syndrome （开胸后综合征）
- Ruptured oesophagus （食管穿孔）
- Esophago jejunostomy （食管空场吻合）
- Carbon monoxide poisoning （一氧化碳中毒）

Lone atrial fibrillation: idiopathic- no structural or functional disease
*foci located in the proximal pulmonary veins

TABLE 4

Causes of cardiogenic shock （心源性休克的病因）
Myocardial disorders （心肌疾病） -- Acute myocardial infarction and complications （急性心梗及其并发症） -- Dilated and hypertropic cardiomypahties （扩张型和肥厚型心肌病）
Valvular （瓣膜性疾病） -- Acute mitral regurgitation （急性二尖瓣反流） -- Acute aortic regurgitation （急性主动脉瓣反流） -- Severe aortic stenosis （重度主动脉瓣狭窄） -- Prosthetic valve dysfunction （人工瓣膜功能障碍）
Preload reduction （前负荷降低） -- Restriction to filling （充盈受限） -- Cardiac tamponade （心包填塞） -- Mitral stenosis, left atrial myxoma, or thrombus （二尖瓣狭窄，左房黏液瘤、血栓）
Alteration of compliance （顺应性的改变） --Acute myocardial infarction, especially in the presence of right ventricular infarction （急性心梗，尤其合并右心室心梗时） -- Hypertrophic cardio myopathy （肥厚型心肌病）
Decrease diastolic filling with tachyarrhythmia （快速心律失常导致的舒张期充盈降低） --Tachyarrhythmia, Bradyarrhythmia （快速及缓慢心律失常）
Other cardiovascular causes of shock （导致休克的其他心血管因素） --Aortic dissection （主动脉夹层） --Pulmonary embolism （肺栓塞） --Primary pulmonary hypertension （原发性肺动脉高压）

TABLE 5

Causes of non-cardiogenic shock （非心源性休克的病因）
Hypovolemia （低血容量）
Blood loss （失血）
Dehydration （脱水），vomiting （呕吐），diarrhea （腹泻），burns （烧伤），acute pancreatitis （急性胰腺炎），peritonitis （腹膜炎），diabetic coma （糖尿病昏迷），adrenal failure （肾上腺功能衰竭）
Iatrogenic （医源性）：excessive diuresis in heart failure patients （心衰病人的过度利尿）
Vasodilation and misdistribution of blood flow （血管扩张及血流分布不当）
Septicemia （败血症）
Anaphylaxis （过敏性休克）
Renal failure （肾衰竭）
Hepatic failure （肝衰竭）
Acute Pancreatitis （急性胰腺炎）
Malignant Hyperthermia （恶性高热）
Neurogenic shock: head or spinal cord injury (often bradycardic) （神经源性休克：颅脑或脊髓损伤（经常心动过缓））

TABLE 6

Hypertensive emergencies （高血压急症）

- Accelerated malignant hypertension （急进性恶性高血压）
- Acute coronary insufficiency (急性冠脉功能不全)
- Acute pulmonary edema (LVF) （急性肺水肿）
- Acute renal dysfunction （急性肾衰）
- Aortic dissection （急性主动脉夹层）
- Catecholamine crisis （儿茶酚胺危象）
- Eclampsia （子痫）
- Hypertensive encephalopathy （高血压性脑病）
- Subarachnoid hemorrhage （蛛网膜下腔出血）
- Perioperative hypertension （围术期高血压）

TABLE 7

Causes of secondary Hypertension （继发性高血压的病因）

Cause （病因）	%
Renal parenchymal disease （肾实质病变）	3
Renal vascular disease （肾血管病变）	1
Cushing's syndrome （库欣综合征）	0.1
Pheochromocytoma （嗜铬细胞瘤）	0.1
Hyperaldosteronism （醛固酮增多症）	~5.0* in elderly
Coarctation of the aorta （主动脉缩窄）	0.1
Estrogens （雌激素）	0.4
Alcohol （酒精）	0.2 or more
Others （其他）	0.1

TABLE 8

Cardiac cause of syncope （心源性眩晕）

Tachyarrhythmias（快速心律失常）	Sustained and non-sustained ventricular tachycardia （持续和间断室性心动过速）
	Torsades de pointes （扭转型心律失常）
	Atrial fibrillation （房颤）
	Supraventricular tachycardia （室上型心动过速）
	Long QT syndrome （长 QT 间期综合征）
	Wolff-Parkinson-White syndrome （WPS 综合征）
	Brugada syndrome
	Arrhythmogenic right ventricular dysplasia
	Pacemaker mediated （起搏器引起的）
Bradyarrhythmias（缓慢心律失常）	Sinus node dysfunction (sick sinus syndrome) （窦房结功能障碍）（病态窦房结综合征）
Carotid sinus syncope （颈动脉窦眩晕）	
Obstruction to stroke volume（每搏量射出受阻）	Aortic stenosis （主动脉瓣狭窄）
	Aortic dissection （主动脉夹层）
	Hypertrophic cardiomyopathy （肥厚型心肌病）
	Tight mitral stenosis （重度二尖瓣狭窄）
	Atrial myxoma or thrombus （心房黏液瘤或血栓）
	Cardiac tamponade （心包填塞）
	Prosthetic valve dysfunction （人工瓣膜功能障碍）
	Pulmonary hypertension （肺动脉高压）
	Pulmonary embolism （肺动脉栓塞）
	Pulmonary stenosis （肺动脉缩窄）
Others （其他）	Mitral valve prolapse （二尖瓣脱垂）
	Inferior myocardial infarction （下壁心梗）
	Coronary artery spasm （冠脉痉挛）

TABLE 9

Causes of Aortic Regurgitation
（主动脉瓣反流的病因）

Acute （急性）	Chronic （慢性）
Bacterial endocarditis （细菌性心内膜炎）	Rheumatic （风湿病）
Aortic dissection （主动脉夹层）	Endocarditis （心内膜炎）
Prosthetic valve insufficiency （人工瓣膜关闭不全）	Congenital （先心病）: bicuspid valve （二叶畸形）, ventricular septal defect （室缺）, sinus of 102alsalva aneurysm （主动脉窦瘤）
Aortic balloon valvuloplasty （主动脉瓣球囊扩张术）	Aortic root dilation （主动脉根部扩张）: connective tissue disorder （结缔组织并）: Marfan syndrome （马方综合征）, ankylosing spondylitis （强直性脊柱炎）, Reiter's syndrome （赖特综合征）, rheumatoid arthritis （类风湿关节炎）, lupus erythematosus （红斑狼疮）
Trauma （创伤）	Takayasu aortitis （高安血管炎）, psoriatic arthritis （牛皮癣性关节炎）, Behcet's syndrome （贝赫切特综合征）, relapsing polychondritis （复发性多软骨炎）, giant cell arteritis （巨细胞动脉炎）, osteogenesis imperfect （骨骼发育不全症）, ulcerative colitis （溃疡性结肠炎）
Rheumatic fever （风湿热）	Whipples disease （惠普尔病）
	Hypertension （高血压）
	Arteriosclerosis （动脉硬化病）
	Syphilis （梅毒）

TABLE 10

This page was intentionally left blank

www.ingramcontent.com/pod-product-compliance
Lightning Source LLC
Chambersburg PA
CBHW051154220526
45473CB00003B/771